Der Kampf

mit

der Lungenseuche des Rindviehes.

Ein Wort zur Beachtung

für die Regierungen, Gesundheits-Behörden, landwirthschaftlichen Vereine und Thierärzte Deutschlands

von

Chr. Jos. Fuchs,

vormals Professor an der Thierarzneischule in Carlsruhe,
jetzt a. o. Professor bei der med. Facultät der Universität Heidelberg für das Fach der Thierheilkunde, Ehren-, corresp. u. wirkl. Mitglied mehrerer wissenschaftlichen u. gemeinnützigen Gesellschaften.

Leipzig
Verlag von Veit & Comp.
1861.

Von allen Seuchen der landwirthschaftlichen Haussäugethiere war ehedem bei uns in Deutschland die Rinderpest (die sogenannte Löserdürre) mit Recht die gefürchtetste; nachdem aber mit Bestimmtheit erkannt worden, daß dieselbe im mittleren und westlichen Europa nicht selbstständig durch allgemeine oder örtliche Ursachen zur Entwickelung kommt, vielmehr vom östlichen Europa und vielleicht noch weiter her zu uns durch einen Ansteckungsstoff eingeschleppt wird, hat der Kampf gegen dieselbe in einer so wirksamen Art organisirt werden können, daß die Gefahr der Einschleppung und Verbreitung dieser Seuche bei uns unter den gewöhnlichen Verhältnissen auf ein geringes Maß zurückgeführt ist. Dagegen ist nun an die Stelle der Rinderpest die Lungenseuche des Rindviehes getreten, welche die Landwirthe und die Staaten wegen des großen Schadens, den sie herbeiführt, ängstigt; und in der That ist auch zur Zeit bei uns keine Thierseuche bekannt, welche so große Verluste durch Sterbefälle, durch ihren langwierigen und schleichenden Gang und durch die gegen dieselbe ins Werk gesetzten polizeilichen Anordnungen, wegen der hierdurch veranlaßten Beschränkungen des landwirthschaftlichen Betriebs, sowie des Handelsverkehrs mit Vieh- und Futterstoffen, herbeiführt. Daher wird der Nachtheil, welchen diese Seuche alljährlich und allein für Deutschland hinsichtlich des Privat- und Nationalvermögens bewirkt, auf Millionen geschätzt.

Es ist anzunehmen, daß diese großen Verluste vorzugsweise dadurch entstehen, daß die Lungenseuche noch nicht nach allen

Seiten hin richtig erkannt ist, oder vielmehr dadurch, daß die sachverständige Erkenntniß derselben noch nicht bei der Großzahl der Thierärzte und noch weniger bei den Regierungen und Landwirthen durchgedrungen ist, und sonach auch noch nicht durchgehends diejenigen Mittel ergriffen worden sind, welche zur wirksamen Bekämpfung jener Seuche erforderlich scheinen. Es ist selbstverständlich, daß die Mittel der Bekämpfung eines Feindes sich nach seiner Natur, nach seiner Stärke und nach der Art der Entwickelung seiner schädlichen Einwirkung überhaupt richten müssen. Nicht anders ist es auch hinsichtlich der Krankheiten der Thiere, und es sind daher in Bezug auf die Lungenseuche zunächst die Fragen zu stellen:

1. ob dieselbe eine ansteckende Krankheit ist, oder nicht? — 2. im bejahenden Falle: ob der Ansteckungsstoff ein flüchtiger oder gebundener ist? — 3. ob die Krankheit sich selbstständig im Inlande durch allgemeine oder örtliche Schädlichkeiten zu entwickeln vermag, oder ob dieselbe nur durch Ansteckung von außen eingeschleppt wird und sich dann hiedurch weiter seuchenartig ausbreitet?

Wann die Lungenseuche überhaupt und insbesondere bei uns zuerst aufgetreten, ist zweifelhaft. In früheren Zeiten waren es vorzüglich die Rinderpest und der Milzbrand, welche wegen ihrer hervorstechenden Eigenschaften und wegen ihres schnellen und tödtlichen Verlaufes die Beobachter in Anspruch nahmen; daher, und zumal wegen des vormaligen Mangels an wahrhaft sachverständigem und thierärztlichem Urtheile, wurde der Lungenseuche bei ihrem schleichenden Gange weniger Aufmerksamkeit geschenkt, und so kommt es denn auch, daß in den Seuchenberichten der Vorzeit die Merkmale der Lungenseuche besonders mit denjenigen der Rinderpest ununterschieden durcheinander liegen, und so kommt es denn auch ferner, daß erst in der letzten Hälfte des vorigen

Jahrhunderts bei der allmäligen Fortbildung des thierärztlich sachverständigen Urtheiles durch Gründung von Thierarzneischulen jene Krankheit mit Bestimmtheit als eine besondere erkannt wurde. Aber erst nach und nach lernte man diejenigen Eigenschaften derselben kennen, durch welche die Mittel zu ihrer Bekämpfung gefordert und in's Werk gesetzt werden konnten; jedoch, wie schon angedeutet, ist heute diese Kenntniß noch nicht in dem Grade und insbesondere nicht in der Ausbreitung vorhanden, daß man sich dabei beruhigen könnte. Es ist noch nicht zwanzig Jahre her, daß die Annahme der Ansteckungsfähigkeit der Lungenseuche vielfachen Widerspruch sogar bei Sachverständigen fand, und daher ist es mit vielem Danke anzuerkennen, daß ein landwirthschaftlicher Verein Deutschlands, nämlich der des Ober-Barnim'schen Kreises in Preußen auf den Vorschlag seines Mitgliedes, des Thierarztes Dr. Kuers die Wege einschlug, um in jenem Punkte womöglich in's Klare zu kommen; es wurden directe Versuche hinsichtlich der Ansteckungsfähigkeit jener Krankheit, deren früher schon auch von anderen Thierärzten angestellt worden waren, gemacht und überdieß durch Vermittelung des preußischen Landes-Oekonomie-Collegiums eine Versammlung von Regierungs-Beamten, Landwirthen, Staatsärzten und Thierärzten in der Aula der Thierarzneischule zu Berlin angeordnet, welche am 27. Januar 1843 unter dem Vorsitze des damaligen Directors jenes Landes-Oekonomie-Collegiums, des Herrn Geheime-Ober-Regierunsrathes von Beckedorff stattfand. Die Aufgabe dieser Versammlung war vorzugsweise: Die Frage der Ansteckungsfähigkeit der Lungenseuche zu erörtern. Auch der Verfasser dieser Schrift hat sich bei diesen Verhandlungen betheiligt, und kurz nachher eine Broschüre (Die Frage der Ansteckungsfähigkeit der Lungenseuche des Rindviehes, erörtert nach dem bisherigen Standpuncte der Erfahrung rc., Berlin 1843) herausgegeben, worin er sich für die Ansteckungsfähigkeit der Lungenseuche entschied. Etwas später in demselben Jahre hat auch Dr. Spinola, Lehrer an der Thierarzneischule in Berlin, seine Erfahrungen über diese Krankheit in einer Schrift (Bemerkungen über die Lungenseuche des Rindviehes, Berlin 1843) veröffentlicht, in welcher er sich u. a. ebenfalls für ihre Ansteckungsfähigkeit bestimmt aussprach. Heute ist nun diese Frage insoweit erledigt, daß kein wirklicher Sachverständiger mehr die Ansteckungsfähigkeit der Lungenseuche in Zweifel ziehen wird; auch hat man sich allgemein für die Flüchtigkeit des Ansteckungsstoffes, sowie dafür entschieden, daß er sich vorzugsweise in der von den kranken Thieren ausgeathmeten Luft befindet. Aber es dürfte nicht überflüssig sein, hier hervorzuheben, daß die Flüchtigkeit eines Ansteckungsstoffes darin besteht, daß er die Fähigkeit besitzt, durch die atmosphärische Luft als seinen Träger in die Ferne wirksam verbreitet werden zu können, wogegen dabei die Eigenschaft nicht ausgeschlossen ist, auch an thierischen flüssigen und festen Theilen wirksam zu haften, während die gebundenen (fixen) Contagien nur diese letztere Eigenschaft besitzen und sich nicht durch die atmosphärische Luft weiter verbreiten.

Die dritte oben aufgeworfene, zur Zeit wichtigste Frage, ob nämlich die Lungenseuche sich bei uns selbstständig durch allgemeine oder örtliche Ursachen zu entwickeln vermag, oder ob dieselbe nur von außen durch Ansteckung eingeschleppt wird, ist bisher noch nicht völlig entschieden, und da sie es gerade ist, von deren Beantwortung die Wahl der Mittel zur Bekämpfung dieser Seuche vorzugsweise abhängig ist, so wird es nöthig sein, hier eine ausführliche Erörterung über dieselbe zu pflegen, um wo möglich in's Klare zu kommen, oder doch die Frage der Entscheidung näher zu führen.

Bei allen bei uns durch allgemeine und örtliche Ursachen zur Entwickelung kommenden Thierseuchen lassen jene sich auch mit mehr oder minder großen Gewißheit nachweisen; es läßt sich erkennen, daß die Entstehung und die Verbreitung dieser Seuchen von einer gewissen atmosphärischen Beschaffenheit, von der Eigenthümlichkeit gewisser Jahreszeiten, oder von Oertlichkeiten und darin liegenden Schädlichkeiten, oder von einer fehlerhaften Wartung und Pflege der Thiere abhängig sind. Das Alles ist aber bei der Lungenseuche nicht der Fall; ihr Auftreten und ihre Verbreitung wird unter der Gegenwart der verschiedenartigsten Luftbeschaffenheiten beobachtet, in Jahren und Jahreszeiten mit den verschiedensten und gar entgegengesetzten Witterungscharacteren, in Gegenden, die hinsichtlich ihrer topographischen Beschaffenheit die größte Verschiedenheit und sogar einen bestimmten Gegensatz darbieten, ferner unter der verschiedenartigsten Wartung und Pflege, ja selbst bei den verschiedensten Fütterungsmethoden, Futter- und Getränkearten u. s. f. Gerade so verhält es sich auch mit der Rinderpest, die bei uns nur durch einen von außen eingeschleppten Ansteckungsstoff entsteht und sich verbreitet, und deßhalb als „Contagion" bezeichnet wird im Gegensatz von „contagiöser Krankheit", welch' letztere dem festgestellten Begriffe zufolge bei uns ursprünglich entsteht und sich auf dem Wege der Ansteckung weiter zu verbreiten vermag.

Schon in seiner oben angegebenen Broschüre hat der Verfasser dieser Arbeit (S. 180), obwohl nur schüchtern, die Ansicht ausgesprochen, daß die Lungenseuche wahrscheinlich eine Contagion in dem oben gedachten Sinne sei. Leider ist ihm damals die Schrift des Großh. Bad. Medicinalrathes Dr. Sauter (die Lungenseuche des Rindviehes, ihr Wesen und die Mittel zu ihrer gänzlichen Verbannung aus unseren Gauen, Winterthur 1835) nicht zur Hand gewesen. Schon in dieser Schrift hat sich Sauter als der Erste mit Entschiedenheit dahin ausgesprochen, daß die Lungenseuche in seinem langjährigen Wirkungsbezirke (dem badischen Regierungs-See-Kreise) nicht selbstständig entstehe, sondern stets von außen durch einen Ansteckungsstoff eingeschleppt werde. Ob dieser Ansteckungsstoff in Deutschland überhaupt sich in den dazu geeigneten Gegenden „einheimisch" erzeuge, oder ob er auch dort durch unbeachtetes, langsames Herumschleichen — was Sauter mehr vermuthet — jahrelang unterhalten und fortgepflanzt werde, läßt derselbe unentschieden. Indeß hat Sauter jenen Ausspruch nicht allein zuerst in der genannten Schrift gethan, sondern sogar schon im Jahre 1816, und zwar in einer Belehrung für das Landvolk im Constanzer Volkskalender, also zu einer Zeit, wo die Ansichten über die Lungenseuche noch außerordentlich verworren waren. Die aufmerksame Beachtung der Lungenseuche durch Sauter umspannt einen Zeitraum von 30 Jahren, in welchem dieselbe vielmal in vielen Ortschaften vorgekommen ist, und von ihm entweder direct polizeilich behandelt wurde, oder es geschah dieß später, zur Zeit als er Medicinal-Referent bei der Regierung jenes Kreises war, unter seiner oberen Leitung. Sauter zeigt in jener Schrift nicht allein, sondern auch in anderen über Thierseuchen, daß er die bezüglichen Beobachtungen zu machen verstand, auch daß er aus seinen Beobachtungen mit vieler Vorsicht Folgerungen zog, und daher seine Erfahrung als eine möglichst reine (exacte) und sonach Vertrauen verdienende betrachtet werden kann. In der That kann auch sein Gang der Untersuchung und die Schilderung desselben als ein Muster der Vorurtheilslosigkeit und Unbefangenheit nicht allein hinsichtlich jener Zeit, sondern für alle Zeiten empfohlen werden, ja als ein Muster, wie es bei Thierärzten gewiß nur selten und bei Menschenärzten, wozu Sauter gehörte, so viel bekannt, hinsichtlich der Thierkrankheiten ohne Beispiel ist. Später, und zwar im Jahre 1853, nachdem die hieher gehörigen Erfahrungen sich nach und nach vermehrt hatten, ist Gerlach (z. Z. Director der Thierarzneischule in Hannover) für die Lungenseuche als Contagion durch eine ausführlich motivirte Abhandlung (Magaz. f. d. ges. Thierheilkunde. Bd. 19 S. 32 ff.) in die Schranken getreten, und endlich hat sich auch die Lehrer-Conferenz an der Thierarzneischule in Berlin auf Erfordern des Königl. Preuß. Ministeriums des

Innern, hinsichtlich etwaiger Absperrungsmaßregeln gegen die Einschleppung der Lungenseuche, in einem unter'm 27. Juli selbigen Jahres abgegebenen Gutachten, nachdem bereits früher mehrere rheinpreußische Thierärzte sich in ihren Veterinär-Sanitätsberichten für die Lungenseuche als Contagion ausgesprochen hatten, — auch in diesem Sinne, d. h. für eine Seuche, welche sich im preußischen Staate und in mehreren andern Ländern nur auf dem Wege der Ansteckung verbreitet, entschieden, bezw. dahin, daß die Lungenseuche in polizeilicher Beziehung, wenigstens zur Zeit so angesehen werden müsse (Vergl. Horn, das preuß. Veterinär-Medicinalwesen, Berlin 1858 S. 91).

Wegen der Wichtigkeit der Sache ist es aber nicht gerathen, es bei dieser Darlegung bewenden zu lassen, oder dieselbe als entschieden für die in Rede stehende Frage anzusehen, zumal da es anerkannte thierärztliche Sachverständige gibt, welche in dieser Beziehung noch einen Zweifel mehr oder minder kräftig erheben. Wir wollen sehen, welchen Standpunct einige dieser Thierärzte, welche als Führer der übrigen angesehen werden können, zu unserer Frage einnehmen.

Sauberg, Kreisthierarzt in Rheinpreußen gibt (in seiner Schrift: Die Lungenseuche des Rindviehes und ihre Entstehung, besonders in Rheinpreußen und Holland seit dem Jahre 1830, eine von der Märkischen ökonomischen Gesellschaft gekrönte Preisschrift, Leipzig 1846) natürlich zu, daß die Lungenseuche sich irgendwo selbstständig entwickele, aber er behauptet auch, daß man ihren Heerd nicht kenne, vielmehr habe sie sich jedenfalls seit 1830 in Rheinpreußen, Holland und England durch Ansteckung verbreitet, d. h. sie habe in diese Länder durch ein Contagium Eingang gefunden.

Röll, Director der Thierarzneischule in Wien gesteht (S. 452 seines Lehrbuches der Pathologie und Therapie der nutzbaren Hausfäugethiere, Wien 1856) zu, daß die Lungenseuche sich in den italienischen Provinzen (Lombardo-Venetien) nicht selbstständig entwickele, vielmehr dort durch Ansteckung eingeschleppt werde, behauptet indeß auch: die Erfahrung zeige, daß in dem übrigen Theile des österreichischen Staates alljährlich die Seuche in solchen Orten ausbreche, wo trotz den sorgfältigsten Erhebungen eine Einschleppung derselben nicht festgestellt werden könne. Inzwischen führt derselbe noch an, daß in Italien, der Schweiz, Frankreich, Holland, Belgien und in einem großen Theile Deutschlands die Ansteckung der Lungenseuche als die häufigste oder alleinige Ursache ihrer Entstehung und Verbreitung angesehen werde.

Hering, Vorstand der Thierarzneischule in Stuttgart, entscheidet sich (Spec. Pathologie und Therapie für Thierärzte, Stuttgart 1858 S. 480), jedoch ohne genügende Begründung, für die Selbstentwickelung der Lungenseuche in Würtemberg, gibt indeß doch auch zu, daß als häufigste Ursache ihres Auftretens die Ansteckung angesehen werden müsse.

Haubner, Director der Thierarzneischule in Dresden, gibt in seiner Schrift (die inneren und äußeren Krankheiten der landwirthschaftlichen Hausthiere, 3. Auflage. Anklam 1858 S. 145) zu erkennen, daß eine Reihe von Gelegenheitsursachen bei der Entstehung der Lungenseuche angeklagt, aber niemals bewiesen worden sei. Ueberhaupt habe man Alles beschuldigt, was Lungenseuche veranlassen könne, jedoch mit Unrecht, dagegen sei die Verbreitung dieser Seuche durch Ansteckung festgestellt; ferner führt derselbe (l. c. S. 624) an: es sei nicht zu erweisen, daß die Lungenseuche ursprünglich eine miasmatische Krankheit gewesen und erst später contagiös geworden sei, ebensowenig wie in richtiger Erwägung der Umstände angenommen werden könne, daß die Lungenseuche eine „reine Contagion" sei, denn einmal müsse sie erst ursprünglich zur Entwickelung gelangen, um in ihrem Krankheitsproceß ein Contagium bilden zu können. Es wird nicht überflüssig sein, hier auf die sonderbare, ja unbegreifliche Ansicht hinzuweisen, welche ein sonst so umsichtiger Thierarzt wie Haubner von einer „reinen Contagion“ hat. Es ist nämlich noch keinem andern in den Sinn gekommen, die ursprüngliche Entwickelung einer Contagion zu leugnen, vielmehr ist ihr Begriff stets ein relativer, und da anwendbar, wo eine Seuche nachweisbar in einem mehr oder minder großen Landestheile nicht zur selbstständigen Entwickelung kommt, wie es z. B. in Bezug auf die Rinderpest, einer Contagion, hinsichtlich des mittleren und westlichen Europa feststeht.

Spinola, Lehrer an der Thierarzneischule in Berlin, erklärt (Handb. der spec. Pathologie und Therapie für Thierärzte, Berlin 1859 S. 614) die Lungenseuche für eine contagiöse Krankheit, nicht aber für eine Contagion, weil sie selbstständig hie und da in Deutschland entstehen könne. Inzwischen kenne man die Ursache der Selbstentwickelung dieser Krankheit nicht, dagegen habe sich in der größten Mehrzahl der Fälle ihre örtliche Entstehung durch Ansteckung nachweisen lassen. Es dürfte zu bedenken sein, daß Spinola, wie auch andere Thierärzte, die Selbstentwickelung der Lungenseuche bei uns nur auf die Thatsache gründet, daß in manchen Fällen der Nachweis ihrer Entstehung durch Ansteckung nicht geliefert werden kann; wer aber weiß, auf welchen geheimen Wegen die Ansteckungsstoffe zuweilen wandern, der wird jenen Grund nicht für stichhaltig ansehen können.

Rychner, Professor der Thierarzneischule in Bern, gibt (Zeitschrift für Rindviehkunde 2. Jahrg, 1. Heft) zu erkennen, daß die Lungenseuche in der Schweiz in den Grenzcantonen gegen das Großherzogthum Baden und gegen Frankreich hin am meisten zu schaffen mache; es seien selten 2 Jahre vorübergegangen, ohne daß in dem einen oder andern jener Cantone Krankheitsfälle dieser Art sich ereignet hätten. Bern und Basel seien noch am meisten verschont geblieben, obgleich ersterer Canton in kurzer Zeit mehrere Male bedroht wurde, und sei es nur allein den strengsten Sperrmaßregeln gegen Frankreich zu danken gewesen, daß die in Rede stehende Krankheit diese Grenze nicht überschritt. Die Lungenseuche habe zwar eine spontane Entstehung, indeß verbreite sie sich durch Ansteckung; die Geschichte der spontanen Entwickelung der Lungenseuche sei lang und breit, er selbst besitze jedoch nicht die geringste Erfahrung darüber, weil an allen Orten, wo er jene Seuche beobachtet habe, dieselbe durch Ansteckung vom deutschen oder französischen Gebiete her eingeschleppt worden sei.

Wir ersehen aus den bisherigen Mittheilungen, daß eine Anzahl von Thierärzten sich bestimmt für die Lungenseuche als Contagion ausspricht, eine andere Anzahl aber nicht. Es ist jedoch aus den Anführungen dieser zu entnehmen, daß sie sich mehr zu der Annahme einer Contagion hinneigen, als zu einer solchen einer bloßen contagiösen Krankheit, weil auch ihnen die Selbstentwickelung dieser Krankheit bei uns immerhin in einem höheren Maaße hypothetisch geblieben ist, als ihre Einschleppung durch einen Ansteckungsstoff. Wie es scheint, verdient der früher erwähnte Ausspruch der Lehrerconferenz der Thierarzneischule in Berlin hinsichtlich der Annahme der Lungenseuche als Contagion eine volle Beachtung, weil diese Anstalt namhafte sachverständige Kräfte besitzt, und überdieß auf einem größeren Gebiete theils durch eigene Beobachtungen, theils durch die Veterinär-Sanitätsberichte des ganzen preußischen Staates, welche an sie zum Referate an das Ministerium des Innern kommen, Erfahrungen zu sammeln im Stande war.

Wir wollen es aber auch hiebei hinsichtlich des Beweises der nicht selbstständigen Entwickelung der Lungenseuche in Deutschland und in angrenzenden Ländern nicht bewenden lassen, vielmehr sehen, was noch hinsichtlich der Abwesenheit der ursächlichen Verhältnisse zur Selbstentwickelung jener Seuche angeführt werden kann.

Wie bei allen Krankheiten, deren ursächliche Momente für die Selbstentwickelung noch nicht gehörig gekannt sind, so findet man auch bei der Lungenseuche alle möglichen Schädlichkeiten, welche in sogenannten atmosphärischen, cosmischen und tellurischen, sowie in örtlichen Zuständen, in der Wartung und Pflege, im Gebrauche der Thiere u. s. w. liegen können, angegeben; aber es haben diese Schädlichkeiten nie näher bezeichnet werden können. Daher nimmt man gerne Zuflucht zu der allerdings nicht ganz abweisbaren Thatsache, daß hier, wie auch sonst, ein Verein von gegenseitig sich beeinflussenden Momenten, der jedoch nicht näher angegeben werden könne, die Entstehungsursache der Lungenseuche in sich schließe. Wenn wir aber sehen, daß diese Seuche da nicht entsteht, wo alle angeklagten ursächlichen Momente mit hoher Wahrscheinlichkeit vorhanden sind und nur das Contagium fehlt, so liefert dieß doch gewiß einen Beweis, daß die Annahme der Selbstentwickelung durch jene ursächlichen Verhältnisse überhaupt unhaltbar ist. In dieser Beziehung mögen vor allen anderen zwei Thatsachen zur Begründung angeführt werden: Sauberg hat (Mag. für die gesammte Thierheilkunde XI. 3) mitgetheilt, daß die Lungenseuche des Rindviehes vor dem Jahre 1833 in Holland unbekannt gewesen sei, daß aber von da ab bis zum August 1842 nach amtlichen Notizen des Ministeriums des Innern in diesem Lande 63,989 Stück Rindvieh an der genannten Seuche gefallen seien, und fährt sodann fort: „In keiner Provinz Hollands ist man mit der Ausführung der hier bestehenden polizeilichen Maßregeln gewissenhafter und pünktlicher gewesen, als in Friesland, dieser viehreichsten Provinz des ganzen Landes, wo, durch die Seedeiche und Dämme geschützt, die Nordsee höher als das Haus liegt, wo die Unbeständigkeit der Witterung, die Seedünste, die stehenden Gewässer, das schlechte Wasser unaufhörlich Fieberkrankheiten bei den Menschen erzeugen. Und gerade dieser ungesundeste Landestheil von ganz Europa hat sich gegen das Eindringen der Lungenseuche einzig und allein nur durch Handhabung der polizeilichen Maßregeln, d. h. durch Tödtung und Verscharrung einzelner von der Lungenseuche ergriffenen

Viehstände in Grenzorten bewahrt." Wagenenfeld, Departements-Thierarzt in Danzig, betheuert (in seiner Schrift: Die Lungenseuche des Rindviehes, Danzig 1832 S. 33) daß in den Jahren 1828 und 29 das Vieh der Weichselniederungen durch die damaligen großen Ueberschwemmungen den erdenklichsten Calamitäten, überhaupt allen Ursachen, welche man hinsichtlich der selbstständigen Entwickelung der Lungenseuche beschuldigt habe, im stärksten Maße ausgesetzt gewesen sei, und sich dennoch kein einziger Lungenseuchefall selbstständig entwickelt habe, und ein solcher dort überhaupt in jener Zeit gar nicht vorgekommen sei, obwohl viele Rinder durch Nahrungsmangel zu Grunde gegangen sind. Ueberdieß hat der landwirthschaftliche Verein des Ober-Barnim'schen Kreises in Preußen für sich das Verdienst in Anspruch zu nehmen, daß derselbe mit großen Kosten, welche zum Theile der Staat und Private getragen haben, während einer Reihe von Jahren directe Versuche über die Selbstentwickelung der Lungenseuche durch Einwirkung der am meist beschuldigten Schädlichkeiten von seinem früheren Geschäftsführer Dr. Kuers und seinem nachmaligen Dr. Ullrich anstellen ließ. Es hat sich aus diesen Versuchen, obwohl man Schädlichkeiten in einem Maße einwirken ließ, wie es in der Wirklichkeit wohl nicht leicht vorkommen mag, doch nur ein negatives Resultat ergeben, d. h. es entstand in keinem Falle die wahre Lungenseuche (Vergl. Ullrich, Generalbericht über die zur Ermittelung der Ansteckungsfähigkeit und der Gelegenheitsursachen der Lungenseuche des Rindviehes angestellten Versuche, Berlin 1852).

Wir können in dieser Beziehung noch andere Thatsachen aus dem Gange und der Verbreitung der Lungenseuche anführen, welche wenigstens zeigen, daß diese Seuche erst dann in gewissen Ländern und Landestheilen bekannt wurde, nachdem sie nachweisbar durch ein Contagium eingeschleppt worden war, obwohl aller Grund vorhanden ist, anzunehmen, daß in diesen Ländern alle die ursächlichen Momente, welche man für die muthmaßliche, aber nicht erwiesene Selbstentwickelung dieser Seuche in Deutschland unterstellt hat, vielleicht mitunter in einem noch höheren Maaße vorhanden sind, als hier.

Bereits oben ist nach Sauberg angeführt, daß die Lungenseuche vor dem Jahre 1833 in Holland unbekannt gewesen sei; wir wollen hier aber in dieser Beziehung auf die ursprüngliche und daher zuverlässigere Quelle, auf van Hertum, den holländischen 1. Provinzial- und Staats-Thierarzt 1. Klasse zurückgehen. Dieser gibt (Verhandeling over de besmettelyke Longziekte van het Rundvee. Zierikzee 1842) zu erkennen, daß die Lungenseuche zuerst im Jahre 1827, bevor die Trennung Belgiens von Holland stattgefunden hatte, in den damaligen südlichen Provinzen des Reiches, besonders in Brüssel, Mecheln, Löwen, Diest, etwas später in Luxemburg, Hennegau, Ost- und West-Flandern aufgetreten, und erst nachher im Jahre 1833 das eigentliche Holland von derselben heimgesucht worden sei; daß sie sich damals zuerst in der Provinz Gelderland auf einem nicht weit von der preußischen Gränze gelegenen Bauernhofe gezeigt und von hier sich dann über den größten Theil jenes Districtes und fast alle Provinzen des Landes verbreitet habe (Vergl. auch die o. a. Broschüre des Verfassers dieser Schrift S. 124, worin bereits auf die van Hertum'schen Untersuchungen Rücksicht genommen worden ist.)

In England wurde die Lungenseuche zuerst im Jahre 1842 nach Aufhebung der Sperre gegen Vieheinfuhr beobachtet, und zwar soll sie in dieses Land zunächst von Rotterdam aus eingeschleppt worden sein. Diese Seuche wurde damals in England als neue (the new disease) bezeichnet, ein Beweis, daß man mit derselben vorhin nicht bekannt gewesen war (Vergl. ebenfalls die o. a. Broschüre des Verfassers dieser Schrift S. 224 und die Mittheilung Fürstenberg's im Mag. f. d. g. Thierheilkunde X. 2).

Hofmeister, großherzogl. oldenburg. Regierungsrath versichert, daß die Lungenseuche in den Jahren 1853 und 1854 aus-

Niederland und im Jahre 1856 durch 3 Ayrshirekühe in Oldenburg eingeschleppt worden, aber sogleich durch Todtschlagen aller Kühe in den betreffenden Ortschaften ausgerottet worden sei; eben so sei diese Krankheit in den Kriegsjahren 1848 und 1849 zuerst nach Holstein gekommen, wo man sie auf dieselbe Weise bewältigt habe. Der bei diesem letzteren Falle betheiligte holsteinische Landwirth Rodde zu Bülk drückt sich über denselben in einem Schreiben an den Regierungsrath Hofmeister in folgender Weise aus: „Was die mir vorgelegten Fragen betrifft, so ist 1) die Lungenseuche in Schleswig und Holstein früher nicht gewesen, sondern unzweifelhaft in der Kriegszeit von 1848—1850 durch Ochsen eingeschleppt, die zur Verpflegung der Truppen eingeführt sind. 2) Ist das Erschlagen des ganzen Viehstapels, wo die Krankheit ausbricht, nach meiner Ansicht durchaus nothwendig, da es das einzige Mittel ist, die Krankheit im Entstehen zu ersticken. Wäre bei mir, wo die Krankheit in dieser Gegend zuerst ausbrach, rasch erschlagen worden, so hätte sie sich nicht weiter verbreitet" (Amtlicher Bericht der XX. Versammlung deutscher Land- und Forstwirthe, Braunschweig 1859 S. 277 und 285).

Im Jahre 1847 ist die Lungenseuche mit englischem Vieh nach Schweden zuerst gewandert, und von hier aus wurde sie im Jahre 1850 mit vogtländischem Vieh nach Finnland verschleppt und kam hier im Jahre 1851 zur Ausbreitung; aber sowohl in Schweden, als in Dänemark und Finnland wurde die Seuche durch Tödten der Heerden, unter welchen sie herrschte, getilgt (Vergl. Gerlach a. o. a. O.).

In der thierärztlichen Zeitschrift Englands (The Veterinarian, Vol. XXIX. 1856) wird berichtet, daß die Lungenseuche erst seit einigen Jahren in den Colonien des Cap der guten Hoffnung bekannt geworden sei und in kurzer Zeit eine auf 100,000 Stück berechnete Verheerung angerichtet habe. In derselben Zeitschrift (Vol. XXXII. 1859) wird versichert, daß die Lungenseuche bis dahin in Australien gänzlich unbekannt gewesen sei, man habe auch die dortigen Colonien, trotz der raschen Verbindung mit dem Mutterlande völlig vor der Seuche sicher gehalten. Inzwischen sei doch dieselbe durch eine anscheinend in gutem Zustande befindliche Milchkuh eingeschleppt worden, und habe andere Thiere, junge und alte Milchkühe, Kälber, Ochsen und Bullen in einer Anzahl von 50 Häuptern, die sich in einem Stalle befanden, angesteckt. Da die Seuche noch auf diesen Stall beschränkt war, so sei in einer Versammlung von Landwirthen beschlossen worden, sämmtliches angesteckte Vieh zu tödten, und zu beantragen, daß in Zukunft kein Vieh mehr in das Land gebracht werden dürfe, bevor seine Gesundheit nachgewiesen sei.

Aus den bisher gemachten, aus möglichst festgestellten Thatsachen bestehenden Mittheilungen geht nun bei ruhiger und vorurtheilsloser Ueberlegung hervor:

1) daß die Lungenseuche des Rindviehes eine ansteckende Krankheit ist;
2) daß der in derselben sich entwickelnde Ansteckungsstoff ein flüchtiger, vorzugsweise an die ausgeathmete Luft der kranken Thiere gebundener Stoff ist, was indeß sein Vorkommen an anderen sinnlich wahrnehmbaren Theilen der kranken Thiere, wie Blut, Schleim u. drgl. nicht ausschließt;
3) daß bei weitem die Mehrzahl der in Deutschland vorgekommenen Lungenseuche-Fälle durch Uebertragung des Ansteckungsstoffes entstanden ist;
4) daß selbst in einigen Districten Deutschlands (badischer Seekreis, Oldenburg, Schleswig und Holstein) die Lungenseuche nur in Folge der Einschleppung des Ansteckungsstoffes aufgetreten ist;
5) daß diese Seuche ebenfalls in Deutschland benachbarten und davon mehr oder weniger entfernten Ländern (Holland, England, Dänemark, Schweden, Finnland und Australien) nur

in Folge der Einschleppung des Ansteckungsstoffes aufgetreten ist, obwohl mit Sicherheit angenommen werden kann, daß in allen diesen Ländern die für die Selbstentwickelung der Krankheit in Deutschland unterstellten ursächlichen Bedingungen in ebenso großem oder noch größerem Maße vorhanden sind, als hier;

6) daß selbst in Deutschland die Lungenseuche nicht selten da nicht beobachtet wird, wo ihre für die Selbstentwickelung unterstellten Bedingungen vorhanden sind, dagegen es an der Einschleppung des Contagiums fehlt (Einen großartigen Beleg liefern die angeführten Weichselüberschwemmungen in den Jahren 1828 und 1829);

7) daß dagegen die Lungenseuche auch nicht selten da vorkommt, wo die für ihre Selbstentwickelung unterstellten Bedingungen nicht vorhanden sind, aber auch die Einschleppung des Ansteckungsstoffes nicht nachgewiesen werden kann.

Zieht man diese Folgerungen, gegen welche gewiß kein Sachverständiger etwas einwenden wird, in Erwägung, so würde es allerdings noch etwas voreilig erscheinen, darauf den Schluß zu gründen, daß die Lungenseuche für Deutschland eine Contagion sei, daß sie sich nicht selbstständig in demselben entwickele, sondern nur von außen durch einen Ansteckungsstoff in dasselbe eingeschleppt werde. Denn es könnte wohl der Fall sein, daß, wenn auch die Lungenseuche bei uns sich nicht in Folge der bisher unterstellten ursächlichen Bedingungen selbstständig entwickelt, daß dieß jedoch durch solche geschehen könnte, die wir noch nicht kennen. Es bleibt demnach vorläufig die Behauptung, daß die Lungenseuche für Deutschland eine Contagion sei, ebensowohl hypothetisch, als die, daß sie hier zur selbstständigen Entwickelung gelange.

Ueberlegen wir aber nun ferner, welche von diesen beiden Hypothesen am meisten von feststehenden Thatsachen unterstützt wird, und daher die wahrscheinlichere und zulässigere ist. Denn das fordert die wissenschaftliche Untersuchungsmethode, welche Hypothesen nicht allein überhaupt nicht verwirft, vielmehr beim Mangel der sicher erkannten Wahrheit eine solche fordert, welche durch künftige Beweise zur Wahrheit führen kann. Werfen wir bei der Ueberlegung, welcher von diesen beiden Hypothesen der Vorzug zu geben sei, einen Rückblick auf die Geschichte der Rinderpest, so finden wir, daß es sich mit derselben noch gegen Ende des vorigen Jahrhunderts ebenso verhielt, wie mit der Lungenseuche; jene wurde anfangs hypothetisch als Contagion angenommen, die Maaßregeln zur Bekämpfung dieser Seuche so vorgekehrt, als wenn sie wirklich eine Contagion wäre, und siehe da, es wurde gerade durch diese Maaßregeln der einleuchtendste Beweis geliefert, daß wirklich die Rinderpest bei uns eine Contagion ist, sich bei uns nicht selbstständig entwickelt, vielmehr durch einen Ansteckungsstoff eingeschleppt wird und sich verbreitet. Wir haben demnach an der Rinderpest für die Annahme, daß die Lungenseuche ebenfalls eine Contagion sei, insofern eine unterstützende Analogie, als die gegenwärtige thatsächliche Erkenntniß der Lungenseuche sich gerade so verhält, wie diejenige der Rinderpest vor der Anwendung der gegen sie als eine Contagion gerichteten Maaßregeln, während die Hypothese der Selbstentwickelung der Lungenseuche bei uns völlig in der Luft schwebt; sie wird nur auf eine wissenschaftlich unerlaubte Weise von anderen Hypothesen getragen, und zwar von der, daß, wenn das Auftreten der Lungenseuche durch ein Contagium nicht erwiesen werden könne, sie durch Selbstentwickelung entstanden sein müsse, und von der, daß, wenn die Lungenseuche nachweislich nicht durch die bisher unterstellten ursächlichen Bedingungen zur Selbstentwickelung gebracht werden könne, dieß dann durch andere, bisher noch nicht erkannte geschehen müsse.

Nach alledem muß also dem gegenwärtigen Standpunkte der rationellen Erfahrung zufolge die Lungenseuche, wenigstens rücksichtlich ihrer Bekämpfung, so lange als Contagion angesehen werden, bis ein Anderes bewiesen ist, und zwar um so mehr, als in denjenigen Ländern, wo sie für eine Contagion gehalten wurde, der gegen eine solche gerichtete Kampf mit dem glänzendsten Erfolge gekrönt war, während da, wo dieß nicht geschah, wo den polizeilichen Maßregeln die Annahme der Selbstentwickelung zu Grunde liegt, nie ein gründlicher Erfolg zu sehen war.

Indem nunmehr die Bekämpfungsmittel der Lungenseuche besprochen werden sollen, dürfte zunächst zu beachten sein, daß die hieher gehörigen, bisher in den meisten Theilen Deutschlands ergriffenen sich höchst unzureichend erwiesen haben; sie bestehen meist in der Absonderung der erkrankten Thiere von den gesunden, je nach Umständen in Stall- und Ortssperre, die je nach den Ansichten von der Sache eine mehr oder minder lange Dauer hat, entweder nach der Genesung des letzten Krankheitsfalles, oder erst eine mehr oder minder lange Zeit nach dieser wieder aufgehoben wird, und wird auch bei diesen Sperrmaaßregeln mehr oder minder darauf Rücksicht genommen, daß das Vieh der gesperrten Ortschaften nicht mit einander in Berührung kommt, und daß die mit den lungenseuchekranken Thieren in Berührung gekommenen Gegenstände möglicherweise den Ansteckungsstoff an sich tragen und so weiter verbreiten können. Auch wird das Schlachten der lungenseuchekranken Thiere wohl hie und da als eine zweckmäßige Maaßregel zur Beschränkung der Seuche empfohlen, sowie auch die Impfung zum Theil als Schutzmittel vor der Seuche, wenn dieselbe noch nicht aufgetreten ist, oder auch als Nothwehr da, wo sie sich bereits in einem Viehstapel ereignet hat, empfohlen wird.

Aber alle diese Maßregeln haben sich, insofern sie überhaupt einestheils unzulänglich sind, anderntheils aber auch, insoweit sie nicht mit der vorgeschriebenen Strenge ausgeführt wurden oder werden konnten, als nicht zweckerreichend erwiesen, und dennoch sind die Klagen über die Nachtheile, welche solche Maaßregeln zur Folge haben, stets sehr laut gewesen, und ist zuweilen nicht mit Unrecht behauptet worden, daß die durch den Kampf mit der Lungenseuche bisher erlittenen Verluste nicht selten noch größer gewesen seien, als die durch die Seuche selbst. Daher kommt es, daß man aus Scheu vor jenen Maaßregeln das Auftreten der Lungenseuche nicht selten verheimlicht, und daß selbst Thierärzte, welche dem Publikum gegenüber meist eine unsichere Stellung haben, in einen Gewissensstreit zwischen der Pflicht der Selbsterhaltung und der Pflicht der Vollstreckung der veterinär-polizeilichen Verordnungen geriethen, und so nicht selten jene Verheimlichung beförderten. Es wird daher hinsichtlich der Verluste, welche die Lungenseuche alljährlich in Deutschland herbeiführt, wohl am Platze sein, allen Ernstes darauf zu sinnen, in welch' anderer Weise diese Verluste vermindert und auf ein kleinstes Maaß zurückgeführt werden können. Es ist dieß ein Gegenstand, welcher alle Regierungen Deutschlands ernstlich beschäftigen sollte; wie in anderen Dingen so sollten sie auch hiebei gemeinschaftlich übereinstimmende Maaßregeln verabreden und ergreifen, denn nur auf diese Weise ist ein erheblicher Erfolg im Großen wie im Einzelnen mit Sicherheit zu erzielen.

Wir haben es bei dem Vorschlage von polizeilichen Bekämpfungsmitteln nur allein mit dem Ansteckungsstoffe der in Rede stehenden Seuche zu thun, denn nur dieser ist es, welcher mit Sicherheit als die Ursache der Verbreitung der Seuche in Deutschland erkannt worden ist. Daher müssen wir zunächst die Eigenschaften des Ansteckungsstoffes noch etwas näher in's Auge fassen, weil gerade gegen diese, da uns das Wesen des Ansteckungsstoffes unbekannt geblieben, der Kampf zu eröffnen ist.

Wie schon angeführt, befindet sich der Ansteckungsstoff vorzugsweise in der ausgeathmeten Luft der lungenseuchekranken Thiere, weil eben die Krankheit in der Lunge ihren Hauptsitz hat und in derselben ihre organischen Veränderungen bewirkt; aber es ist wahrscheinlich, daß auch die Hautausdünstung der kranken Thiere, sowie andere Ausleerungsstoffe und alle übrigen Körpertheile, wenn auch in einem geringeren Maße, den Ansteckungsstoff an sich tragen. Das von erkrankten Thieren abstammende Fleisch hat jedoch, wenn es im erkalteten Zustande war, so viel bekannt ist, die Krankheit noch nicht weiter verbreitet, jedoch bleiben directe Versuche in dieser Beziehung noch immer wünschenswerth (Vergl. die o. a. Schrift von Sauter). Der Ansteckungsstoff der Lungenseuche, was besonders zu beachten wichtig ist, entwickelt sich schon in den ersten Anfängen der Krankheit, sogar dann, wenn sie noch nicht mit Zuverlässigkeit als solche erkannt werden kann; auch wird derselbe von scheinbar wieder genesenen Thieren immer noch verbreitet, oder mindestens sind sie einer solchen Verbreitung stets verdächtig. Ferner ist zu beachten, daß dieser Ansteckungsstoff eine ziemlich große Lebenszähigkeit besitzt, d. h. es müssen kräftige Mittel zu seiner Zerstörung angewandt werden.

Wenn wir das vorhin Angeführte genau berücksichtigen, so werden wir zu keiner anderen Folgerung gelangen können, als zu der, daß ein von der Lungenseuche noch nicht ergriffener Landestheil sich am sichersten vor der Einschleppung derselben durch Absperrung von anderen, wo sie bereits herrscht, bewahren könne, und dadurch, daß, wenn sie trotzdem sich eingeschlichen hat, nicht allein die bereits offenbar kranken Thiere, sondern auch die, welche mit denselben in Berührung standen und daher möglicherweise schon angesteckt sein können, getödtet und mit Haut und Haar verscharrt werden, und hierauf dann die Desinfection aller der Gegenstände, welche mit den kranken Thieren in Berührung gekommen sind, umsichtig vorgenommen, und wenn es Futterstoffe wie Heu und Stroh betrifft, daß diese dann womöglich bei anderen Thieren als Rindvieh verwandt, oder noch sicherer verbrannt, oder an einem von Rindvieh nicht betretenen Orte in Dünger umgewandelt werden.

Diese radicalsten Maßregeln sind freilich, wie gesagt, nur für solche Länder zu empfehlen, wo die Lungenseuche entweder noch nicht vorhanden oder erst in einem beschränkten Maaße zum Ausbruch gekommen ist, und geht es auch aus einigen in dieser Arbeit gemachten Mittheilungen hervor, daß sie in einigen Fällen der Art mit dem besten Erfolge in Anwendung gekommen sind. Diese mögen es auch wohl sein, welche in Verbindung mit der erkannten Unzulänglichkeit der seither in Anwendung gekommenen Bekämpfungsmittel der Lungenseuche einzelne Landwirthe und selbst mehr oder minder große Vereine derselben bestimmt haben, diejenigen Schritte zu thun, welche ein radicaleres Verfahren zur Bekämpfung der Lungenseuche, als das bisherige durchgehends war, herbeizuführen geeignet scheinen. So haben z. B. bereits in Baden, abgesehen von den Schritten, welche früher Sauter obwohl fruchtlos in dieser Beziehung gethan hat, zwei Bezirksvereine (Ettenheim und Karlsruhe) in dieser Richtung ihre Stimme erhoben, und auch hatte die XX. in Braunschweig stattgefundene Versammlung deutscher Land- und Forstwirthe die Frage zur Verhandlung aufgeworfen: „Ist das in einigen Ländern Deutschlands, wo die Lungenseuche noch nicht heimisch geworden ist, eingeführte Verfahren, alles Rindvieh eines inficirten Stalles zu tödten und den Eigenthümer aus Staats- oder Gemeindemitteln zu entschädigen, allgemein zu empfehlen?" Aber es ist begreiflich, daß diese und ähnliche Schritte bei der noch nicht gehörig verbreiteten Kenntniß der wahren Natur der Krankheit mehr oder weniger fruchtlos bleiben mußten. Inzwischen sind jedoch, wie bereits früher angedeutet, solche Maaßregeln auch schon in Deutschland, nämlich im Großherzogthum Oldenburg, sowie in den Herzogthümern Schleswig und Holstein ergriffen worden, und zwar im ersteren Lande nach dem Gesetze vom 20. August 1853, und im zweiten nach der Verordnung vom 20. Februar 1801, welch' letztere sich ursprünglich nur auf die Rinderpest bezog, aber auch beim Ausbruch der Lungenseuche auf diese angewandt wurde. In Oldenburg trägt der Staat die eine, die betreffende Gemeinde die andere Hälfte der Kosten; dagegen wird in Holstein der Eigenthümer für das gesunde Vieh nach dem vollen Taxwerthe, für das krankhafte nach zwei Dritteln desselben entschädigt, überhaupt aber wird hier nur ein Drittel des Schadens aus öffentlichen Geldern ersetzt. Ferner besteht auch im Herzogthum Nassau eine Ministerial-Resolution vom 16. August 1845, wonach jedes an der Lungenseuche erkrankte Stück Vieh zur Verhinderung der Weiterverbreitung dieser Seuche getödtet und verscharrt, und dafür Ersatz dem vollen Schätzungswerthe nach aus der Landessteuerkasse geleistet wird. Aber es ist anzunehmen, daß diese letztere Maaßregel sich in sofern nicht als völlig zweckerreichend erwiesen hat, als nur die offenbar kranken Thiere getödtet werden sollen.

Uebrigens ist jene, zwischen den von der Lungenseuche ergriffenen und von derselben noch befreiten Ländern gestellte Forderung in Betreff der Absperrung nicht in jedem Falle als eine unbedingte zu handhaben, sondern es kann nach Umständen, wenn die Gefahr nicht allzu nahe liegt, eine Milderung in der Weise eintreten, daß bei Transporten einer größeren Anzahl Viehes dasselbe vor dem Einlaß an der Grenze eine Quarantaine von etwa 8—10 Tagen halte und sodann nach gründlicher sachverständiger Untersuchung im Falle der Unverdächtigkeit freigegeben werde. Oder es kann auch unter den bezeichneten Umständen in Bezug auf einzelne Viehstücke genügen, wenn gehörig bezeugt wird, daß dieselben aus einem lungenseuchenfreien Orte stammen, selbst auch nicht mit der Lungenseuche jemals behaftet gewesen sind, und überdieß auch nicht auf dem Transporte einen von der Lungenseuche ergriffenen Ort durchwanderten, oder darin Rast gemacht haben. Auch in Bezug auf das Abtödten der von der Lungenseuche ergriffenen Thiere und solcher, welche mit denselben in Berührung gekommen sind, kann unter Umständen die Erleichterung eintreten, daß das erkaltete Fleisch in frischem, noch besser aber gesalzenen Zustande für den Genuß des Menschen zu einem billigeren Preise veräußert wird. Denn eine Schädlichkeit solchen Fleisches für den Menschen ist niemals beobachtet worden, selbst dann nicht, wenn es von im hohen Grade an der Lungenseuche erkrankten Thieren abstammte. Ebenso in Bezug auf die Häute kann unter gehöriger Vorsicht die Milderung eintreten, daß dieselben sofort in eine Kalklauge gebracht werden und sodann später in den Handel übergehen.

Wie die Eigenthümer, bei welchen solche Maaßregeln in Anwendung kommen, entschädigt werden sollen, ob zum Theil aus Staats- zum Theil aus Gemeindemitteln, oder ob auch ein Theil des Verlustes den Eigenthümern selbst zu überweisen sei, das ist ein Gegenstand der Ueberlegung für die Staatsverwaltungen, nicht minder auch die beliebte Maaßregel, daß die Eigenthümer einzuführenden Viehes an der Grenze, unter Voraussetzung der Erfüllung der oben angegebenen Bedingungen, das Risico des Verlustes durch Lungenseuche etwa selbst zu übernehmen haben, was gewiß den Viehhandel sehr vorsichtig machen würde. Jedenfalls erscheint es indeß nicht räthlich, in solchen Fällen Privat-Assecuranzen, sie mögen auf Gegenseitigkeit oder auf Speculation beruhen, eintreten zu lassen, da sie der Erfahrung zufolge wegen Mangels einer genügenden Controle nicht die gehörige Sicherheit bieten, und übrigens auch, wenn solche Assecuranzen nur einen geringen Umfang haben und die Verluste groß sind, Ersatz zu leisten nicht immer im Stande sein werden. Ein anderes ist es hinsichtlich Staats-Assecuranzen, insofern dieselben an und für sich schon die Forderung einer strengen Controle stellen, und überdieß auch den Staaten für die Assecuranz-Geschäfte diejenigen Organe zu Gebote stehen, welche eine angemessene Bürgschaft hinsichtlich der zweckmäßigen Geschäftsführung und der entsprechenden Sicherstellung der übrigen nicht direct betheiligten Viehbesitzer gewähren.

Die Staaten Deutschlands, in denen jene besprochene Maaßregeln zur Zeit in Anwendung zu bringen seien, dürften zu den Ausnahmen gehören, und als solche Ausnahmen sind bisher nur, wie oben angegeben, mit Sicherheit erkannt: Oldenburg und der deutsche Landestheil Schleswig-Holstein, insofern in denselben zur Zeit die Lungenseuche nicht herrscht; vielleicht gibt es aber auch unter den kleineren Staaten Deutschlands solche, in denen dieß ebenfalls der Fall ist. In den größeren und mittleren Staaten Deutschlands herrscht aber die Lungenseuche fortwährend mehr oder minder, und deßhalb können für diese jene Maaßregeln auch zur Zeit nicht passen. Hier sind vielmehr Maaßregeln der Bekämpfung der Lungenseuche bezirks- oder gemeindeweise auf so lange hin zu ergreifen, bis auch diese Staaten von derselben befreit sind, worauf dann erst jene allgemeine Maaßregeln einzutreten haben.

Bei diesem Theilkampfe ist es vor allen Dingen wichtig, es so einzurichten, daß die von der Lungenseuche heimgesuchten Viehbesitzer keinen Grund haben, dieselbe zu verheimlichen, und daß die mit der Veterinär-Polizei betrauten Personen so wenig als möglich versucht werden, die ihnen obliegenden Pflichten nicht zu erfüllen. Zu diesem Behufe ist es erforderlich, daß der Schaden des durch die Lungenseuche zu Grunde gegangenen oder getödteten Viehes wenigstens zum Theil ersetzt werde, und daß die Seuche selbst und die polizeilichen Beschwerden, welche dieselbe nothwendig im Gefolge hat, nach Thunlichkeit abgekürzt werden, um auf diese Weise den landwirthschaftlichen Betrieb so wenig als möglich zu beschränken.

Hinsichtlich der zuletzt gedachten Rücksichten dürfte es rathsam sein, die mit der Veterinär-Polizei beauftragten Thierärzte wenigstens in einem gewissen Grade unabhängig von den Viehbesitzern und Gemeinden zu stellen, wie das bereits in mehreren deutschen Staaten auf eine nachahmungswürdige Weise geschehen, in anderen aber auf eine der Sache selbst nachtheilige Weise bisher unterlassen worden ist. Dann ist dafür zu sorgen, daß die auftretenden Seucheufälle so rasch als möglich zur Anzeige und zur polizeilichen Behandlung kommen; denn man kann annehmen, daß der Verlust an Vieh mit der Seuchendauer in einem wachsenden geometrischen Verhältnisse steht, insofern sich nach der Länge dieser Dauer die Ansteckungsheerde und damit auch die Uebertragungen der Krankheit vermehren. Demnach ist, sobald die Gegenwart der Seuche bestätigt ist, das von derselben offenbar ergriffene Vieh zu tödten, die Eingeweide desselben an einem unschädlichen Orte zu verscharren, die Häute in eine Kalklauge zu bringen, und das Fleisch nach seiner Erkaltung auf eine geeignete Weise zu verwerthen. Wie in allen Angelegenheiten die Vorbauung der Beseitigung eines schon eingetretenen Uebels vorzuziehen ist, so auch hier. Von allen Vorbauungsmitteln der Lungenseuche hat sich bisher die Einimpfung derselben am meisten bewährt; nicht die Anwendung derselben, wenn die Lungenseuche nur von Ferne droht, welche man als Schutzimpfung zu bezeichnen pflegt, weil mit der Impfung selbst ein Verlust an Schwänzen und an Häuptern in einer mehr oder minder großen Zahl je nach der Beschaffenheit des Impfstoffes, nach der Temperatur und anderen mitwirkenden Bedingungen verbunden ist, und weil, wenn die Gefahr der Lungenseuche noch nicht nahe ist, dieselbe durch die Impfung gerade nahe gebracht wird und eine weitere Verbreitung erlangen kann. Also nicht durch eine solche Schutzimpfung ist die Vorbauung zu bewirken, sondern durch eine Nothimpfung, d. h. durch eine solche, die in dem von der Lungenseuche bereits ergriffenen Viehstapel bei den anscheinend noch gesunden Thieren gemacht wird. Denn die Erfahrung hat gezeigt, daß der Seuchengang auf diese Weise sehr abgekürzt werden kann, so daß er in wenigen Wochen eine Beendigung findet, während, wenn man der Sache ihren Lauf läßt und sich auf's Kuriren verlegt, die Seuche in einem größeren Viehstande Jahr und Tag zu dauern vermag. Bei einer solchen Schutzimpfung kommt es aber gerade darauf an, daß sie beim ersten Auftauchen der Seuche in's Werk gesetzt wird, denn bei denjenigen Thieren, welche den Seuchestoff bereits in die Lungen aufgenommen haben, und hier den Krankheitsproceß zur Entwickelung gebracht hat, ist die unschädlichere, ableitende Uebertragung desselben unter die Haut nicht mehr möglich. Deßwegen gehen auch selbst bei der sofortigen Anwendung der Nothimpfung immer noch etwa 5—10% durch die Krankheit verloren, während bei Unterlassung derselben im glücklichsten Falle ein Verlust von 25%, im unglücklichsten Falle jedoch der ganze Viehstand, im Mittel also ungefähr 50% verloren gehen. Bei diesem Verfahren würde man also von allen Heilversuchen, die doch bisher nur von höchst zweifelhaftem Erfolge gewesen sind, abzusehen, und nur das anzuwenden haben, was etwa zur Bekämpfung der bei der Impfung auftretenden bedrohlichen Zufälle erforderlich scheint.

Weiter fordert, wie schon früher angedeutet, die Vorsicht, daß die Häupter eines Viehstandes, in dem die Lungenseuche zum Ausbruche gekommen ist, selbst wenn auch ein Theil davon anscheinend gesund geblieben, und wenn die Nothimpfung in demselben zur Durchführung gekommen ist, nicht in den Handel gebracht wird, weil es allzu unsicher ist, zu bestimmen, daß dieses oder jenes Thier von der Krankheit verschont geblieben oder den Impfproceß mit Erfolg durchgemacht habe. Es kann daher wohl ein Viehstand, in dem die Lungenseuche einmal zum Ausbruche gekommen und allem Anscheine nach wieder beseitigt ist, als durchgeseucht betrachtet werden, nicht aber als durchaus zuverlässig hinsichtlich der Nichtverbreitung der Krankheit. Deßhalb sind solche Thiere, um allen Unterschleifen zu begegnen, sofort bei dem Ausbruche der Seuche mit einem deutlichen Merkmale, etwa mit einem Brandzeichen an einem Horne zu versehen, und sodann später, nachdem die Maaßregeln der Desinfection (zur Zerstörung des Ansteckungsstoffes) gehörig ausgeführt sind, unter den entsprechenden Vorsichtsmaaßregeln zur Schlachtbank zu liefern.

Das eben Besprochene bezeichnet das Hauptverfahren bei dem Theilkampfe mit der Lungenseuche, und wird es sich von selbst verstehen, daß im Einzelnen noch verschiedene Vorsichten zu beachten und denselben entsprechende Maaßregeln zu ergreifen sind, um die Verbreitung der Lungenseuche von ihren Entwickelungsheerden aus zu verhüten. So z. B. ist darauf Rücksicht zu nehmen, daß bei dem Ausbruche der Lungenseuche in einer Gemeinde und bei der dabei nothwendigen Besichtigung und Aufnahme des ganzen Viehstandes derselben nicht der Ansteckungsstoff durch die mit diesem Geschäfte beauftragten Personen weiter getragen werde. Ferner ist darauf zu sehen, daß das Ausschlachten des von der Lungenseuche ergriffenen Viehes in dem Gehöfte ihres Auftretens geschieht, und endlich muß für ein gründliches Reinigungsverfahren zum Behufe der Zerstörung des in den Ställen u. s. w. zurückgebliebenen Ansteckungsstoffes gesorgt werden. Alles dieß aber hier ausführlich zu besprechen, dürfte zu weit führen, und auch insofern nicht nothwendig sein, als hierüber zur Zeit keine Meinungsverschiedenheit besteht, und sich bei Beachtung der feststehenden Erfahrung die nöthigen Vorsichten und die ihnen entsprechenden Maßregeln bei den Sachverständigen von selbst ergeben.

Dagegen ist derjenige Hauptpunkt noch zu besprechen, welcher gleich Anfangs bei der Berücksichtigung des Theilkampfes gegen die Lungenseuche hinsichtlich der Hinwegräumung der von Seiten der Viehbesitzer sich entgegenstellenden Schwierigkeiten bezüglich der Verheimlichung angedeutet worden ist. In dieser Beziehung ist zu beachten, daß Egoismus die Haupttriebfeder der Menschen, oder bestimmter auf den vorliegenden Fall gesprochen, Verhütung und Beschränkung des Verlustes es ist, welcher einzelne Landwirthe zuweilen bestimmt, diejenigen Maßregeln zu umgehen, welche ihnen Schaden bringen können, aber wohlweislich für den Nutzen der Gesammtheit berechnet sind. In dieser Beziehung hilft kein anderes Mittel als Entschädigung des Verlustes, und kommt es also nur noch darauf an zu untersuchen, wie die Mittel hiezu aufzubringen und zu verwenden sind. Der geeignetste Weg hiezu scheinen Assecuranzen zu sein, aber nicht allgemeine Staats-Assecuranzen, noch weniger Privat-Assecuranzen, die auf Speculation beruhen, weil die ersteren nicht diejenigen Gemeinden und Bezirke gehörig in's Mitleid ziehen, in welchen die Lungenseuche herrscht, wogegen solche in's Mitleid gezogen werden müssen, um sich vor ihrer Sorglosigkeit möglichst zu bewahren; hinwiederum taugen in solchen Fällen auf Speculation beruhende Privat-Assecuranzen deßhalb nicht, weil ihnen die erforderliche Controle unmöglich ist, und weil sie auch der Erfahrung zufolge nicht lange bestehen, und ihre Verbindlichkeiten gegenüber den Viehbesitzern nicht erfüllen, und bei dem Bestreben, dieß zu thun, genöthigt sind, je nach dem Grade der Gefahr Prämien zu erheben, welche die Viehbesitzer schon von vorne herein vor der Theilnahme an solchen Assecuranzen abschrecken, und wenn nicht, mitunter durch die Prämien solche Einbußen erleiden, welche mit der Gefahr des Verlustes durch die Lungenseuche nicht im Einklange stehen. Gegenseitige, auf einzelne Gemeinden beschränkte Vieh-Assecuranzen sind aber auch nicht ausreichend, weil der Schadenersatz für dieselben zu drückend werden kann. Daher bleibt nichts Anderes übrig, als gegenseitige Assecuranzen nur allein für die Lungenseuche und zum Behufe der Tilgung derselben in größeren Verbänden, Bezirken, Aemtern, Kreisen u. s. w. zu bilden, und um es auch diesen zu erleichtern, sei es wünschenswerth und selbst im Interesse des Staates liegend, daß derselbe jenen Assecuranz-Verbänden einen Zuschuß leiste. Dieß Letztere könnte nun wohl zu der Annahme verleiten, es sei einfacher und besser, daß der Staat die ganze Sache allein in die Hand nähme; indeß ist zu bedenken, wie nothwendig es ist, den Bezirken einen Theil der Sorgfalt zu überweisen, damit ihre Glieder durch gegenseitige Beaufsichtigung so viel als möglich sich selbst vor der Einschleppung der Lungenseuche bewahren *). Sie werden daher auch erkennen, wie nothwendig es ist, bei Ankäufen von Ersatzvieh Vorsicht eintreten zu lassen; wie nothwendig es ferner ist, das neu angekaufte Vieh noch einige Zeit lang der Controle zu unterwerfen, ehe dasselbe in den freien Betrieb der Landwirthschaft, des Waidganges u. s. w. eintritt, und wie ersprießlich es ist, den Ankauf fremden Viehes so viel als möglich zu beschränken, sich mehr auf eigene Zuzucht zu verlegen, die Stallfütterung zu befördern, oder doch den gemeinschaftlichen Waidgang so viel als möglich zu beschränken.

Das ist's, was der Verfasser in Hauptzügen als Mittel zur Theilbekämpfung der Lungenseuche anzugeben vermag, und wie es gewiß auch im Sinne der Sachverständigen und der betheiligten Landwirthe liegt. Es käme nur noch darauf an, daß die landwirthschaftlichen Vereine, welche zunächst den Beruf haben, das für das Gedeihen der Landwirthschaft Ersprießliche zu erzielen, die Sache in die Hand nehmen, ihre Besprechung, und so viel als möglich die Verbreitung des sachgemäßen Urtheils über dieselbe begünstigen, damit nachgerade die Regierungen eine hinreichende Veranlassung haben oder gedrungen sind, das dem Bedürfnisse Entsprechende durch gemeinschaftliche Maaßregeln in's Werk zu setzen, auf daß endlich der Zeitpunct eintreten möchte, in dem wir mit derjenigen Beruhigung der Einschleppung der Lungenseuche entgegen sehen können, wie es zur Zeit in Beziehung auf die Rinderpest geschieht. Und sollte es sich schließlich nach einem solchen Kampfe mit der Lungenseuche herausstellen, daß dieselbe nicht eine Contagion ist, wie die Rinder-

*) Siehe die Anmerkung am Schlusse.

pest, sondern vielmehr hie und da, wie es indeß durchaus nicht wahrscheinlich ist, in Deutschland durch Selbstentwickelung entsteht, so würde man doch gewiß die Heerde dieser Selbstentwickelung und ihre Bedingungen kennen lernen, und demnach auch das weiter Sachdienliche ergreifen können, während jedoch inzwischen durch den bezeichneten Kampf die Lungenseuche in Deutschland auf das geringste Maaß zurückgeführt wäre, und die Kosten, welche ein solcher Kampf erheischt, sich als in einem durchaus günstigen Verhältnisse mit den dadurch bewirkten Erfolgen gezeigt haben würden.

Anmerkung. Hinsichtlich der Einrichtung der verschiedenen Formen der Viehversicherungen und der dabei zu beachtenden Grundsätze, insbesondere der Versicherungen gegen Seuchen, vergl. meine Broschüre: „Ueber den Werth der Vieh-Assecuranzen, Schleiden 1835"; sowie meine Abhandlung „Ueber Viehversicherungen" (Landw. Correspondenzblatt für das Großherzogthum Baden, September und Oktober 1860). Hier soll nur noch hinzugefügt werden, daß bereits in Schlesien eine Assecuranz gegen die Rinderpest besteht, und daß Polizeithierarzt Adam in Augsburg in der von ihm redigirten „Wochenschrift für Thierheilkunde und Viehzucht" und zwar in Nr. 49 und 50 vom Jahre 1860, sowie auch früher schon im „Landw. Centralblatt für das Königreich Baiern" und zwar im Jahrgang 1854 u. 1856 Assecuranzen ausschließlich gegen Beschädigung durch Viehseuchen unter Angabe von Gründen empfohlen hat, welche mit den von mir entwickelten übereinstimmen. Endlich möge nur noch zur Erläuterung dienen, daß die Lungenseuche des Rindviehes sich vor allen anderen Seuchen am ehesten wegen ihrer charakteristischen Merkmale für Versicherungen eignet, daß solche für den bezeichneten Theilkampf gegen diese Seuche deßhalb gegenseitige und freiwillige sein können, weil in der verlangten polizeilichen Verordnung der Tödtung des von der Krankheit ergriffenen Viehes, sowie in den übrigen zur Beschränkung der Seuche erforderlichen und bezeichneten Maaßregeln ein, obwohl indirecter und darum weniger mißliebiger Zwang liegt, solchen Assecuranzen beizutreten, wenn man sich vor erheblichem Schaden schützen will.

Leipzig, Druck von Giesecke & Devrient.

Leipzig, Druck von Giesecke & Devrient.

MIX
Papier | Fördert gute Waldnutzung
FSC® C083411

Zeitfracht Medien GmbH
Ferdinand-Jühlke-Straße 7
99095 Erfurt, Deutschland
produktsicherheit@kolibri360.de